Mark Knietsch

Autoimmune Gedankenwelt

ISBN: 9783741241710

© 2017 Herstellung und Verlag:
BoD – Books on Demand, Norderstedt
ISBN 978374121710

Bibliografische Information der Deutschen Nationalbibliothek: Die Deutsche Nationalbibliothek verzeichnet diese Publikation in der Deutschen Nationalbibliografie; detaillierte bibliografische Daten sind im Internet über http://dnb.d-nb.de abrufbar.

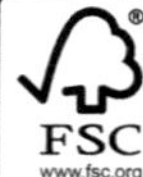

Vorwort

Dieses Buch war mir ein Herzenswunsch, da ich mit meinen Erlebnissen und den daraus resultierenden Erfahrungen, anderen helfen möchte. Manches Mal ist es lediglich der Blinkwinkel auf etwas, der verändert werden muss, um manche Dinge und Geschehnisse besser zu verstehen. Zu wünschen wäre es für mich, wenn der Leser dieses Buch, wenn er es zu Ende gelesen hat, mit einem Lächeln ins Regal stellt und immer mal einen Blick hineinwirft, wenn er einen Moment hat, wo es ihm mal nicht so gut geht.

Die Beschreibungen zu Symptomen und Begleiterscheinungen in diesem Buch sind recherchiert, Eindrücke und Meinungen dazu sind von mir und müssen nicht der Meinung anderer entsprechen.

Ich habe bewusst eine größere Schrift gewählt, um es den Sehgeschädigten etwas leichter zu machen. Ich wünsche Euch nun viel Spaß beim Lesen!

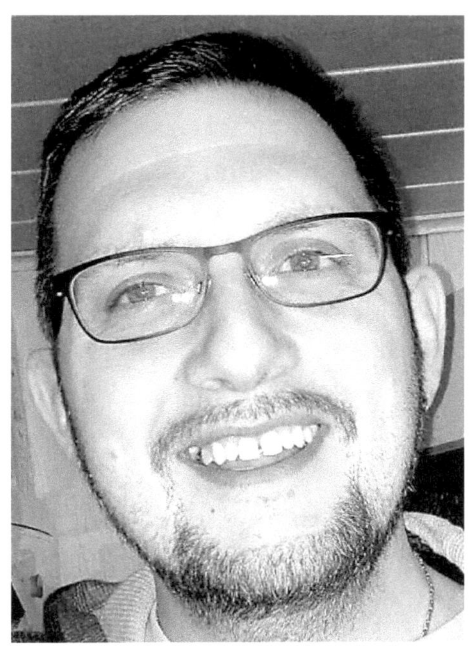

Zu meiner Person

Es war der 18.07.1977, als meine Wenigkeit seinen Schlüpf-Tag feierte und nackend, mit etwas Haupthaar und guter Laune, die Welt aufwirbelte. Ja, ich war schon immer ein ganz fixer Bursche und musste auch alles mal ausprobieren.

Einzig Wasser war jetzt nicht so der Hit, sofern es die Ausmaße der heimischen Badewanne überstieg. Ja ok… ich war ein Angsthase, aber musste wohl dennoch irgendeinen Stuntman als Vorbild haben. Ob mit dem Kopf einen VW-Käfer personalisieren, mit dem Fahrrad bergab versuchen einen Baum zu fällen, oder die Hand in eine automatische Schiebetüre einklemmen. Alles kein Ding, machte ich mit Links!

Die Schule war auch ein wahres Auf und Ab, scheinbar wusste ich damals schon, dass ich später mal im Aufzugsgewerbe arbeiten werde, welch Ironie. Das Schicksal ist schon ein schlaues Kerlchen! Bei der Bundeswehr reparierte ich Hubschrauber, aber keine Angst, die fliegen alle noch und runter kommt man ja bekanntlich sowieso immer. Ich lernte irgendwann, mehr oder weniger auf Umwegen meine Frau kennen und nach etwa einem dreiviertel Jahr, fragte ich sie, ob sie mich heiraten möchte.

Die Hochzeit war ein wunderschöner Tag, nur leider viel zu schnell vorbei. Einige Zeit darauf kam dann unser Sohn zur Welt. Mein ganzer Stolz und meine nächste grundlegende Veränderung in meinem Leben. Nach einiger Zeit wurde unser Sohn aber krank, was einen längeren Aufenthalt im Krankenhaus bedeutete. Irgendwann in dieser Zeit entstand unsere Emily. Die Familie war komplett! Wir meisterten die Probleme und erfuhren dadurch einen wunderbaren Zusammenhalt.

Diverse Autobasteleien und sonstige Aktivitäten wie Opeltreffen, waren einige Jahre fester Bestandteil unserer freizeitlichen Aktivitäten. Irgendwann aber wich der Spaß der Vernunft und es stellte sich allmählich ein. Wenn man aber dem Schrauben mal verfallen war, kommt man nicht so schnell davon los, weshalb ich das Hobby erneut ausübte. Diesmal allerdings sollten es Quads sein! Es entstand eine Interessengemeinschaft und man unternahm regelmäßig Treffen und Ausfahrten. Auch eine Spendenaktion für ein Kinderheim wurde durchgeführt, was mich damals sehr rührte und auch heute noch so ist, wenn ich daran zurückdenke. Die Zeit endete dann aber mit der Erkrankung. Seitdem koche und schreibe ich sehr gerne, kümmere mich um meine Rosen im Garten und freu mich über jeden guten Tag. Das Leben ist zu schön, um es einfach ungenutzt verstreichen zu lassen.

Weiter habe ich mir Aufklärung und Akzeptanz zur Aufgabe gemacht und möchte für mehr Verständnis im Umgang mit Autoimmunerkrankungen werben.

Die Bestimmung

Es gibt Situationen, da denkt man schon drüber nach wie diese entstehen, was dazu geführt haben mag und ob das alles so sein soll. Wenn ich so zurückdenke, egal was auch immer passiert ist, es diente entweder einen Zweck, oder war dem Erreichen eines Ziels in irgendeiner Art dienlich. Ob nun irgendwelche Tests, Unfälle, dass ich fast mal gestorben wäre. Alles was passiert, was wir tun, oder was wir uns vornehmen, bestimmt unser Leben auf irgendeine Weise. Zu dem jeweiligen Zeitpunkt ist das nur noch nicht ersichtlich.

Auch die MS, so bin ich der Meinung, dient einem Zweck, welcher mir allerdings recht schnell bewusstwurde. Sie diente dazu, dass ich mich veränderte, vor allem, was meine Denk- bzw. Sichtweise betraf. All dies hat mich an meiner Erkrankung wachsen lassen. Ich sehe alles gelassener, hinterfrage mehr und versuche stets das Positive aus jeder Situation zu ziehen. Mit dieser Form der Veränderung, habe ich auch, so empfinde ich, meine Bestimmung gefunden. Anderen Erkrankten zu helfen, mit ihrem Schicksal klarzukommen, Frieden mit sich und der Erkrankung zu schließen, um das Beste draus zu machen. Nicht zögern, nicht auf der Stelle tappen, sondern mit beiden Händen zupacken und das Optimum für sich rausholen. Sicherlich funktionieren manche Sachen nicht mehr so gut, oder können gar nicht mehr gemacht werden, dafür ergeben sich aber andere Möglichkeiten. Wichtig ist dabei nur, dass man seinen Geist von der alten hinderlichen Denkweise befreit und Mut, sowie Kraft für Neues schöpft, denn Mensch ist einzigartig und muss sich nur seiner Stärken bewusstwerden. Ist das erstmal erkannt, geht es mit großen Schritten Richtung Zukunft! Die Erkrankung, welcher Art auch immer, kann dann nur noch bedingt ein Hindernis sein, da man sein Leben neu ausgerichtet hat.

Heute engagiere ich mich auf Facebook mit zwei Seiten, sowie zwei Selbsthilfegruppen und einem Wordpress-Blog, um anderen Erkrankten zu helfen. Mut, Selbstwertgefühl, sowie eine positive Denkweise möchte ich damit vermitteln. Vor Allem aber, möchte ich das Gefühl vermitteln, dass Niemand alleine ist! Dies bedeutet auch Rückhalt und Sicherheit im Umgang mit der jeweiligen Erkrankung. Aber nicht nur Betroffenen gilt es die zu vermitteln, auch Angehörige haben Angst, sind unsicher und benötigen ein offenes Ohr. Was hier empfunden wird, ist Unsicherheit, aber auch Angst etwas falsch zu machen. Auch dafür ist meine Seite da, erkläre Symptome und vermittle Angehörigen den Umgang und dass sie keine Angst haben brauchen.

Wir wollen nur verstanden werden und in dem man Vorurteile aus dem Weg räumt, wird auch weniger spekuliert, weniger Falsches geredet und das Verständnis gefördert. Autoimmunerkrankte sind nicht faul und sie suchen keine Ausreden, es geht nur eben manchmal nicht.

Sicher gibt's in allen Lagern auch Ausnahmen. Jene, die ihre Erkrankung für alles vorschieben, oder Ignoranten, welche gar keine Aufklärung wollen. Sondern lieber auf ihre Meinung beharren. Diesem kleinen Teil ist tatsächlich nicht zu helfen, aber jeden anderen zu helfen, der es möchte, ist ein großer Gewinn!

Letztlich hat mir diese Tätigkeit, (ich möchte es nicht Arbeit nennen, weil ich es nicht so empfinde) auch selbst geholfen und mich zu dem werden lassen, was ich bin. Ich mache es sehr gerne und investiere dafür Energie, weil es jeder einzelne wert ist!

Ärzte

Es kommt mir in letzter Zeit oft zu Ohren, oder ich bekomme es zu lesen, dass Patienten nur noch verwaltet und abgefertigt werden. Man kommt zum Arzt, wie in unserem Fall, zum Neurologen, weil man ein Problem hat und es wird abgetan, als ob man sich das nur einredet. Dabei hat man tatsächlich starke Probleme, wie Missempfindungen, oder Probleme mit der Blase. All diese Probleme, auch wenn sie noch so klein erscheinen, gehören beachtet! Es muss auf den Patienten eingegangen werden. Der Patient hat noch immer die Probleme, wenn er wieder heimgeschickt wird, nachdem der Arzt mit einfallslosem Schulterzucken fertig ist. Der Patient hat dafür noch mehr Unsicherheit und das Gefühl, Alleingelassen zu sein im Gepäck. Das ist meines Erachtens nach nicht sehr zufriedenstellend.

Es geht ja hier nicht allein um MS-Erkrankte, in allen Bereichen herrschen solche Zustände vor. Ich will auch nicht alle über einen Kamm scheren, aber es scheint mir doch eine beträchtliche Zahl an Ärzten zu sein, die entweder den falschen Beruf gewählt haben oder gar auf einem Kenntnisstand sind, dass selbst ein Laie mit den Ohren schlackert. Trotz angebotener Fortbildungen, kann man sich manche Aussagen eines Arztes nicht erklären. Ich erwarte von einem Arzt, vor allem von einem niedergelassenen Arzt, dass er immer auf dem neusten Stand ist! Gleiches erwartet man letztlich in jedem Beruf.

Und noch was ganz Wichtiges. Auch wenn der alte Spruch "Time is Money" immer noch vorherrscht, so sollte die Empathie auch bei Ärzten nicht zu kurz kommen. Es kommen Menschen mit Ängsten und Unsicherheit, auf der Suche nach Antworten! Pillenwichteln mag witzig sein, aber erstmal ein offenes Ohr zu haben, wäre viel wichtiger! Und solltet ihr wirklich keine Ahnung haben, so wäre euch der Patient gewiss nicht böse, wenn ihr an einen Kollegen verweist.

Depression

Viele können es nicht nachvollziehen, oder überhaupt verstehen, wenn es einem psychisch nicht gut geht, schließlich ist das Leben doch schön! Die Sonne scheint, die Natur ist schön anzusehen und womöglich kann man bei einem leckeren Eis tolle Spaziergänge an der frischen Luft machen.
Bei vielen die Frage, wieso manche Menschen traurig und nicht gut drauf sind.

Depressionen sind keine Kleinigkeit, keine momentane Verstimmung oder Phase. Um an einer Depression zu erkranken, bedarf es eigentlich immer abnormes psychisches Leid. Es ist dann schwierig, aus dieser Situation einen Ausweg zu finden. Man fühlt sich schlecht, weil man das Gefühl hat unzulänglich zu sein, kann es nicht recht machen, fühlt sich unverstanden und ein Rückzug ist nur noch Formsache. Es wird schlimmer, man beginnt sich selbst nicht mehr wertzuschätzen, geht sogar sehr hart mit sich selbst ins Gericht.

Kleinste Fehler haben große emotionale Auswirkungen. Selbsthass überwiegt der Selbstliebe, man brennt total aus und wandelt nur noch wie eine gefühlt leere Hülle durchs Leben. Immer versucht etwas Anderes zu spüren, Anerkennung zu bekommen, gibt man sich selbst total auf um sich an Gefälligkeiten messen zu lassen.

„Ich tu dir gerne was Gutes, wenn Du mir im Gegenzug das Gefühl vermittelst, etwas in der Gesellschaft wert zu sein." Die Spirale dreht sich weiter abwärts und irgendwann ist der Punkt erreicht, an dem man sich selbst nicht mehr als Lebens- sowie Liebenswert wahrnimmt. Suizidale Gedanken, das „Was wäre, wenn...", „Würde es jemandem auffallen?" „Wäre eventuell manches besser..." und noch schlimmeres, beginnen im Kopf herumzuspuken. Spätestens jetzt, ist eine gereichte Hand und ein paar warme und ehrliche Worte die richtige Hilfe. Vorwürfe, Unverständnis und Höflichkeitsfloskeln schaden sonst nur noch zusätzlich. Depressive Menschen sich teils wahre Meister darin sich zu verstellen, beinahe Oscarreif, wenn es darum geht eine Fassade zu errichten und nach außen hin zu signalisieren, dass alles gut ist. Immer ein Lächeln, immer einen Spruch, alles bestens und innerlich am Zittern, wenn unvorhergesehene Situationen und Konfrontationen auftreten, welche man nicht vorausberechnen konnte.

Solche Situationen wackeln immer an diesem Konstrukt, diesem Kartenhaus, was sich depressive Menschen errichten und Zuhause brechen sie unter dem erlebten zusammen, verkriechen sich und kämpfen mit Appetitlosigkeit, Gefühle der Trauer, Selbsthass... Ich wurde mal gefragt, wie sich eine Depression anfühlen mag. Ich sagte: "Wenn Du aus irgendeinem Grund traurig bist und womöglich sogar weinst, tröstet dich jemand oder es ist ein tröstlicher Gedanke, der die Tränen trocknen und dich wieder positiver denken lässt. Deine Seele reinigt sich, Optimismus stellt sich ein, und man schöpft Kraft.
Bei einer Depression fällst Du in ein Loch, viele Gründe und Situationen waren nötig um Dich in diese Situation zu bringen und

Du kannst aus der Summe dessen nur schwer einen Grund nennen, welcher hauptverantwortlich dafür war, weil es einfach zu viele Situationen und Schicksalsschläge waren. Man ist tief traurig, verliert das Selbstwertgefühl und endet schließlich bei absolutem Selbsthass. Man gibt sich in der Regel für alles die Schuld, ja man sucht regelrecht nach einem Grund im sich schuldig zu fühlen. Wird einem Unrecht getan, fühlt man sich auch dafür noch schuldig. Ein absoluter Teufelskreis und man erkennt, dass es nicht viel braucht, um depressiv zu werden.

Eine Depression darf nicht auf die leichte Schulter genommen werden. Offene Augen, Empathie und eine freundliche Geste mögen da schon ein guter Anfang sein. Der Anfang für den Erkrankten sich Hilfe zu suchen und das Ende dieser schlimmen psychischen Erkrankung. Ich danke jedenfalls jedem, der menschlich handelt und nicht wegsieht.

Wie die Psyche leiden kann…

Der Mensch, das liegt in seiner Natur, ist stets bemüht sein Bestes zu geben. Die Leistung will erbracht sein, damit man sich am Ende eines jeden Monats nicht für sein Geld schämen muss. Man möchte es sich schon verdient haben und ist dann um so mehr stolz auf seine erbrachte Leistung.

Jeden Tag tritt man aufs Neue eine Herausforderung an und gibt sein Bestes. Pünktlichkeit und Fleiß, werden als Tugend angesehen und gelebt. Loyalität sogar als oberstes Gebot! So schafft man jeden Tag sein Pensum und will sich nicht beschweren, wenn`s auch mal Widrigkeiten betrifft. Man nimmt`s an und leistet seinen Dienst. Was aber, wenn einem immer Steine in den Weg gelegt werden? Wenn einem das Wort im Mund herumgedreht wird und man, egal wie man sich auch dazu anstellt, es nie recht machen kann? Das geht unweigerlich auf die Psyche.

Man fragt sich, weshalb man so behandelt wird. Grübelt und sucht Fehler bei sich selbst. Es ist letztlich gar nicht möglich alle Fehler bei sich selbst auszumachen und doch steckt man in solchen Selbstzweifeln, dass es einem schlaflose Nächte bereitet. „Was habe ich denn falsch gemacht?“ oder „War ich zu nachlässig?“ sind Fragen die einen neben vielen anderen beschäftigen. Das eigene Ego ist verletzt und sucht quasi schon rein mechanisch nach Antworten. Der Kopf möchte Ruhe, aber das Ego frägt weiter.

Man sollte spätestens dann nach Hilfe suchen. Nach einem objektiven Gesprächspartner. Jemand der gut zuhören kann, ist schon viel wert, aber ein besserer Schritt wäre es sich einen Psychologen zu suchen. Jetzt noch länger zu warten, bringt nichts weiter als noch mehr Angst und schlechte Gedanken. Letztlich ist man an diesem Punkt schon einer Depression nahe, wenn man sich nicht sogar schon in einer befindet. Man darf diese Erkrankung und es ist definitiv eine Erkrankung, nicht unterschätzen.

Steckt man erst in einer Depression fest und in der düsteren Gedankenwelt gefangen, ist die Psyche zu weitaus mehr fähig als man sich vorstellen kann und körperliche Symptome kommen hinzu. Erschöpfung, Müdigkeit, Appetitlosigkeit, Schlafprobleme bis hin zu suizidalen Gedanken, können hierbei auftreten und müssen dringend von einem kompetenten Psychologen behandelt werden. Hierbei kommt es natürlich auf die schwere der Depression an, die der Psychologe feststellt. Gesprächs- oder Gruppentherapie bzw. ein leichtes Antidepressivum helfen einem hierbei gut. Aber man muss sich auch im Klaren sein und daran erkennt man auch die Kompetenz des Psychologen, dass er nie Lösungen präsentiert! Man arbeitet in einer Gesprächs- bzw. Verhaltenstherapie das Vergangene auf, reflektiert sein eigenes Verhalten dazu und lernt daraus Schlüsse zu ziehen, wie man sein Verhalten ändern kann, damit es einem damit bessergeht. Der Psychologe hält einem dabei nur den Spiegel vor!

Als nächstes aber muss geklärt werden, wie man im Betrieb damit umgeht. Zu allererst den Betriebsrat einschalten und die Lage erklären, dass man in Behandlung ist. Der Betriebsrat ist verpflichtet dem Problem nachzugehen und dies anzuzeigen. Ein weiteres Vorgehen hängt wohl auch hier von der Schwere der Vorwürfe und der Einsicht der betreffenden Personen ab, weshalb ich hier kein Szenario abbilden will. Fakt ist, dass Führungskräfte eine entsprechende Aus- bzw. Weiterbildung in Sachen Personalführung haben und diese auch nach besten Wissen und Gewissen anzuwenden haben.

Ein Fehlverhalten, welches zu solch massiven gesundheitlichen Problem führt, ist nicht akzeptabel und es stellt sich die Frage, ob der Vorgesetzte überhaupt fähig ist Personal angemessen zu führen. Ein höflicher und bestimmender Ton ist Voraussetzung und sollte auch bei einem Fehler des Mitarbeiters im Interesse des Vorgesetzten sein, da dieser auf Grund seiner Ausbildung, dem Mitarbeiter zu meist auch rhetorisch überlegen ist. Eine angemessene Wortwahl ist ebenso wichtig wie eine objektive Beurteilung der Situation, ohne dabei persönlich oder beleidigend zu werden. Und genau hier passieren die häufigsten Fehler! Dem Mitarbeiter wird gedroht, er wird als unbedeutend dargestellt und seine bisherige Leistung und betriebliche Zugehörigkeit indirekt in Frage gestellt. Der Vorgesetzte stellt sich in seinem Fehlverhalten weit über den Mitarbeiter und sorgt so dafür, dass sich dieser neben den eingeredeten Fehlern noch minderwertig fühlt. Der psychische Druck ist in diesem Moment so drastisch, dass der Betroffene darunter leidet

Ich habe das Gefühl, dass manche Vorgesetzte sich gar nicht im Klaren sind, was für ein Werkzeug sie damit in Händen halten, da Worte meines Erachtens nach mehr Schaden anrichten können, als man Ihnen zugestehen wollte. Aber gebt bitte auf Euch acht! Wenn Ihr so etwas feststellt, dann lasst Euch das nicht gefallen. Wehrt euch und lasst das nicht mit Euch machen, da sich sonst ein gewisser Automatismus einschleicht und Euch in einer Tour das Leben schwergemacht wird. Das schlimme daran ist ja, dass man dazu noch nicht mal einen Fehler gemacht haben muss, weil man einfach nur als Ventil für den

Vorgesetzten dient. Also geht dagegen vor und sucht Euch Hilfe!

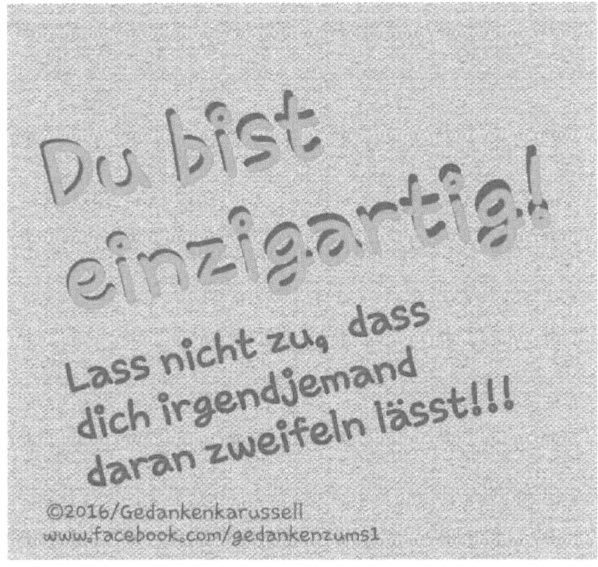

Ängste bei chronischen Erkrankungen

Ängste sind schon immer Bestandteil der menschlichen Psyche, zumal es dabei nicht nur um irrationale Ängste geht, sondern um jene, die schon seit Urzeiten dem Fortbestand der menschlichen Rasse dienlich sind. Wer Angst hat, ist vorsichtig bei Gefahren. Auch in der heutigen Zeit, ist eine Angst wichtig, um sich nicht leichtsinnig Gefahren auszusetzen, bzw. unüberschaubaren Situationen mit Bedacht zu begegnen. Angst kann aber auch eine krankhafte Verstimmung der Psyche sein. Zukunftsangst beispielsweise, wenn man nicht planen kann, wie es weitergeht. Oder man bei einer körperlichen Erkrankung Angst vor Hilfsmitteln hat, beziehungsweise wie andere Menschen einen sehen und begegnen. Dies ist ernst zu nehmen und sollte in gezielten Gesprächen beseitigt bzw. gemildert werden. Oftmals reichen da schon Gespräche mit anderen Betroffenen, welche diese Angst selbst thematisiert hatten und ihren Weg fanden. Ängste sind vielseitig und in unterschiedlichster Intensität. Auf die lange Bank schieben oder verharmlosen darf man diese Ängste nicht, weil Ihnen immer ein Problem zu Grunde liegt, welches es herauszufinden gilt. Nur so kann man diese Form der Angst bewältigen und aufarbeiten. Dabei ist völlig gleich, um was für eine Angst es sich handelt! Als Kind der dunkle Keller, oder nach einem heftigen Unfall wieder ins Auto steigen, Angst vor Zurückweisung, Versagensangst usw. All diese Ängste führen bei Nichtbeachtung zu psychischen Erkrankungen und möglicherweise dazu, sich selbst zu isolieren. Wenn Ihr vor etwas Angst habt, dann scheut Euch nicht, jemanden eures Vertrauens aufzusuchen. Es muss nicht sofort ein Arzt sein. Der Bruder, die Tante, der beste Freund, einfach eine Person mit großem Bezug für Dich, welcher Du Dich öffnen kannst.

Ich wünsche so etwas aus eigener Erfahrung heraus niemandem, dass er auf Grund von Ängsten in eine Depression fällt.

Schnell

Schnell...... Schnell mal was machen. Schnell noch wo hin! Alles immer schnell... Was hat man davon? Nichts! Das Leben ist ohnehin schnell vorbei und damit meine ich kein vorzeitiges Ableben. Nein.... Das Schnelle, verdirbt den Genuss, die Ruhe, die Entspannung!

Man nimmt sich keine Zeit mehr und hat keinen Einfluss mehr, es zieht alles rasend schnell an einem vorbei! Man muss sich mehr Zeit für sich selbst nehmen, sich selbst und sein direktes Umfeld wahrnehmen. Oft sind Reaktionen in Form von Gesten das einzig wichtige und man bemerkt sie in seiner Hast nicht!

Die von mir schon oft zitierte Hand, die einem gereicht wird. Nähe, Geborgenheit, was schlussendlich auch innere Ruhe und Ausgeglichenheit mit sich bringt. Dinge die man macht, bewusst zu genießen. Mal wieder ins Gras legen um dieses bewusst zu spüren, die Sonne im Gesicht und die Luft in der Lunge verweilen lassen. Sich bewusstwerden lassen, was man tatsächlich braucht. Es kann nie Hektik sein und Hast, was uns leiten sollte. Vielmehr sollten wir jeden Tag aufs Neue als Chance sehen, Frieden in sich selbst zu finden.

Bin ich entspannt und ausgeglichen, ist es mein gegenüber auch. Zumindest hat es wie Gähnen eine ansteckende Wirkung und das auf absolut positive Art und Weise. Ich überlege mir jeden Tag aufs Neue, was ich schreiben soll und dann sitze ich beim Frühstück, inspiriert durch meinen Sohn und schreibe diese Zeilen. Wollte die Gedanken nur noch schnell niederschreiben, bevor ich ins Training fahre... Da haben wir es wieder.... Schnell....

In diesem Sinne!

Ich: Heute ist ein
guter Tag und
ich werde alles
schaffen, was ich mir
vorgenommen habe!
MS: Challenge
accepted!!!
© by Gedankenkarussell

Ein typischer Tag

Morgens aufstehen und erst mal darauf einstellen, dass man kaum auftreten und laufen kann. Die ersten Schritte an der Wand lang, bis die Beine sich dann auch mal bereiterklären ihrer Funktion vollends nachzukommen. Zugegeben, manches Mal musste ich sogar lachen, weil ich mir dabei vorstellte, wie das aussehen muss. So früh schon einen im Tee…

Nach einer Weile geht es dann soweit und man fährt nach dem Frühstück zur Arbeit. Dort angekommen ist man direkt mit Lärm konfrontiert, was sich über den ganzen Tag zieht und den Konzentrationsproblemen in die Hände spielt. Nach etwa 4 Stunden, manchmal auch schon etwas eher, fange ich an zu ermüden. Anfangs kann man es noch einigermaßen beherrschen, bis es letztlich so schlimm wird, dass man am liebsten nur noch schlafen möchte. Das Sehen wird schlechter und ich fühle mich total erschöpft. Mit Mühe schaffe ich noch mein Pensum und gehe dann nach 7 Stunden nach

Hause. Zu diesem Zeitpunkt plagen mich die Fatique und enormer Schwindel. Ich stolpere nicht selten an leichten Erhebungen auf Wegen und bin froh, dass ich im Auto zum Sitzen komme.

Der Weg nach Hause ist schnell gemacht, fordert aber trotzdem nochmal den Rest an Konzentration. Zuhause angekommen, schütte ich mir etwa meinen achten Kaffee in den Hals. Auch wenn er nichts bringt, versuchen kann man es ja und schmecken tut er ja auch. Jetzt ist Familie angesagt! Fußball? Radfahren? Klar, die Kinder wollen mit Papa was machen. Man versucht sein bestes, aber oft vertröstet man sie. Das schmerzt in der Seele, ist aber oftmals nicht zu vermeiden und meist finden wir Alternativen, spielen Spiele oder sonstiges. Abends, wenn die Kinder dann in den Betten liegen, gibt's noch etwas um die Krämpfe in den Beinen in den Griff zu bekommen. Ich schlafe total erschöpft und meist unter Schmerzen auf der Couch ein, obwohl ich gerne noch etwas fernsehen würde. Alles Wehren hilft nichts, denn die Augen machen sich selbstständig. Die Nächte sind zumeist ganz passabel, aber die wenigen Ausnahmen, wo ich dann durchwegs wach liege, tun ihr Übriges dazu, am nächsten Tag noch mehr kämpfen zu müssen.

Das war ein "normaler" Tag im Leben mit Multiple Sklerose. Nicht übertrieben und auch nicht geschönt. MS wie man sie am wenigstens von außen erkennt, welche aber extrem zu schaffen macht.

Und dennoch bin ich glücklich, freue mich über jeden Tag und genieße das Leben wie es kommt. Aufhalten lasse ich mich nicht!

Müdigkeit die wie eine tonnenschwere Last auf einem liegt.
Der Geist ist matschig, der Körper kraftlos und es lässt einen beinahe verzweifeln.
Fatique ist ein ganz fieser Begleiter, welcher sich nicht durch Medikamente oder Anwendungen lindern lässt
©2016/Gedankenkarussell
www.facebook.com/gedankenzums1

Nachgedacht…

Ich sitze da, in meiner Mittagspause und denke nach. Eine Beschäftigung, welcher ich sehr häufig nachgehe. Macht Laune, beruhigt den Geist und man bekommt auch mal Abstand zu Sachen die einen beschäftigen. Es fühlt sich gut an, lüftet den Kopf und regt allzu oft zu wunderbaren Dingen an. Dabei geht es gar um Alltägliches, um Situationen, welche ich vorfinde, wo ich eben gerade bin. Ich denke dann drüber nach, ob etwas unbedingt so sein muss, wie es ist. Ob man nicht einfach mal etwas anders machen könnte um es leichter zu haben. Eben was man anders machen könnte, um mehr zu leben.

Oder das Verhalten mancher Menschen, über das ich so nachdenke. Warum sie so sind, wieviel davon nur Fassade ist und wieso manches so seltsam erscheint. Es muss einen Grund haben, nur welchen, vermag ich nicht zu ergründen, aber ich habe wenigstens mal Nachgedacht! Gewiss müsste ich mir all diese Gedanken nicht machen, aber man beginnt dabei ganz automatisch selbst zu reflektieren. Was würde ich denn machen und wie würde ich reagieren? Dies trägt ganz automatisch dazu bei, sich selbst weiterzuentwickeln!

Gut, die Mittagspause ist vorbei, ich werde mal weiterarbeiten. Schicke euch einen netten Gruß, dahin, wo ihr auch gerade seid. Gebt auf euch acht und denkt einfach ab und zu mal darüber nach.

MS-Medikamente

Es ist schon manchmal wirklich fraglich, was man sich da antut. Zumindest sind es solche Tage, wie heute, die mich zweifeln lassen, ob das alles Sinn macht. Ja, ich weiß, einige werden sich denken, die Frage hat er sich doch erst zum Jahreswechsel gestellt und die Antwort der MS durch eine erneute Sehnerv-Entzündung erhalten. Aber wenn ich bedenke, wieviel Basistherapien und sonstige Medikamente ich jetzt seit Diagnosestellung schon bekommen habe, frage ich mich, ob das alles wirklich einen Sinn macht.

Bis zu meiner Diagnose, so sagen die Ärzte, hatte ich wohl schon einige Jahre Multiple Sklerose und war eigentlich kaum beeinträchtigt. Gut... Müdigkeit ja... Hier und da mal ein Kribbeln oder Missempfindungen aber sonst war alles gut. Erst die Sehnerv-Entzündung brachte 2014 das ganze ans Licht und der ganze Mist nahm fortan Fahrt auf.

Seither wechselte ich von Schub zu Schub nach Anraten der Ärzte die Therapien, stopfte mir wegen Nervenschmerzen und vermuteten Spastiken ein Medikament nach dem anderen in den Hals.

Ich dürfte allein bei den Medikamenten wegen Nervenschmerzen/Spastiken schon beim sechsten oder siebten Medikament in etwa eineinhalb Jahren angekommen sein. Das, was ich jetzt aktuell begonnen habe, ist scheinbar eins von der ganz harten Sorte, was mich in der Anfangsdosis schon beinahe ausschaltet und brutal müde macht. Ganz ehrlich... Wenn das nun auch nichts bringt, vergesse ich das Ganze und probiere es wie vorher auch einfach zu ignorieren. Denn ich habe auch irgendwie die Vermutung, dass diese Medikamente ein Loch stopfen, aber wo anders wieder eins aufreißen. Versteht mich nicht falsch, das ist kein Jammern, sondern eher eine Feststellung und meine ganz eigene Erfahrung, welche ich bisher gemacht habe.

Möglich, dass ich einfach zu schnell, zu viel verlange, aber irgendwo muss es auch mal gut sein und ich stell mir erneut die Frage, ob ich ohne Medikamente nicht wirklich besser leben würde....

Sicherlich ist es ein Glücksspiel aber mir blieb ohnehin keine andere Wahl, da, meine Leberwerte extrem nach oben schnellten und somit die Basistherapie ausgesetzt werden musste. Ich überlege, ob ich die Pause nicht etwas ausdehne und den momentanen Zustand noch etwas genieße. Klar ist es gewiss nur eine begrenzte Zeit machbar, aber ich möchte diesen Moment so lange wie möglich auskosten und mich gut fühlen.

Es lässt die MS auch mal vergessen und den Kopf für andere Dinge frei werden. Ein wunderbares Gefühl, was ich auch jedem anderen von Herzen gönne!

Die drei Typen Erkrankter

Mit der Erkrankung klarkommen und sich mit ihr arrangieren. Nicht der Vergangenheit nachtrauern, sondern nach vorne sehen und neue Ziele stecken. Es gibt meines Erachtens nach genau drei Typen kranker Menschen.

Nr.1 Die, die sich in Ihr Schicksal ergeben, alles gegen sich gerichtet sehen und eine tiefe Ungerechtigkeit empfinden. Sie suchen Bestätigung und Mitleid und gehen darin auf. Eine denkbar schlechte Variante wie ich finde.

Nr.2 Jene Menschen, welche die Erkrankung nicht wahrhaben wollen. Sie machen weiter wie bisher und verschwenden keine Gedanken daran und könnten diese noch nicht einmal ertragen. Passieren Schübe, möchten sie nichts nach außen tragen, sondern einfach nur schnelle Besserung und mit niemandem darüber reden.

Nr.3 Die Optimisten, sie arrangieren sich mir der Erkrankung und der dadurch entstandenen Situation. Sie suchen Anschluss und Informationen. Tun alles, um die bestmögliche Therapie zu bekommen und schaffen inneren Frieden, weil sie ihre Untermieterin akzeptieren. Sie erschaffen sich und ihre Zukunftspläne neu und sehen voller Zuversicht nach vorne.

Zu Typ drei zähle ich mich, denn Ich möchte noch was erreichen. Möchte mit meiner Familie tolle Sachen erleben und meine Kinder groß werden sehen. Was die MS betrifft, so habe ich den Stier bei den Hörnern gepackt, mache aus der Not eine Tugend und versuche mit meinen Erfahrungen anderen zu helfen. Denn allein zu sein, ist in solch einer Situation alles andere als schön. Daher ist es, wie ich finde, wichtig Neuerkrankten beizustehen, um ihnen zu zeigen, dass die Multiple Sklerose nicht das Ende ist, sondern ein Anfang. Der Anfang, auf sich selbst zu achten. Wir sind dadurch keine schwächeren Menschen, sondern viel stärker!

Neuerkrankte müssen
anfangs mit viel Unsicherheit
und Angst klar kommen und
benötigen Menschen, die mit
einem offenen Ohr sowie Rat
und Tat zur Seite stehen.
Denn es gibt nichts
schlimmeres, als sich in
solch einem Moment allein zu
fühlen.

Zu laut im Kopf

Den ganzen Tag über ist man neben dem Trubel im Job, jeder Menge Lärm und Stress ausgesetzt. Verkehrslärm, Lärm und Hektik im Beruf, Termine, Einkaufen, Familie, Haushalt, etc. Der Kopf ist voll mit Gedanken und sonstigen Dingen die man noch tun muss, oder nicht vergessen darf. Im besten Fall hat man bis zum Abend alles erledigt und findet noch etwas Zeit und Entspannung für sich. Meist aber drehen sich die Gedanken im Kopf weiter. Die Sorge etwas zu vergessen, oder der Wunsch nach Anerkennung, nach Erfolg, lassen einen nicht zur Ruhe kommen.

So kommt es, dass man auch nachts unruhig schläft, oder gar wach liegt und nicht einmal dann Ruhe findet. Was passiert in solchen Momenten mit einem? Man baut ab. Kraftlosigkeit macht sich breit, Erschöpfung durch den Schlafmangel und die Tatsache, dass der Kopf ununterbrochen auf Hochtouren läuft. Man wird zunehmend krank. Psychisch, weil man in solchen Fällen zu einem Erschöpfungssyndrom tendiert, welches, wie ich am eigenen Leib erfuhr, die Vorstufe zur Depression ist. Aber auch körperlich, da der Hormonhaushalt, der auch für das Wohlbefinden wichtig ist, durch eine Depression empfindlich gestört ist. Solche Situationen führen zur Ausschüttung von Stresshormonen. Dies geschieht beispielsweise bei Angst, oder Unsicherheiten, denen wir nicht gewachsen sind. Somit gerät der Körper nicht nur psychisch, sondern auch physisch an seine Grenzen, was beispielsweise zu Schmerzen, Übelkeit, Kreislaufproblemen etc. führen kann.

Es ist also außerordentlich wichtig, dem Körper Zeit zum Regenerieren zu geben. Die Arbeit an dem Ort zu belassen, wo sie hingehört und nicht mit nach Hause zu nehmen. Liegt es an der Menge an Arbeit, sollte man das ansprechen und versuchen Erleichterung durch Umverteilung zu finden. Liegt es an der Organisation, so wäre ein Coaching womöglich die Lösung.
Manchmal ist es wirklich nur das eigene Chaos, was einen ausbremst. Sicher bedarf es zum einen Mut, etwas zu verändern, aber

auch die Entschlossenheit, sich selbst Gutes zu tun. Man gewinnt nicht nur selbst, sondern die Familie im Ganzen, wenn Papa oder Mama mehr Zeit haben, aber auch wieder ein offenes Ohr. Wenn es im Kopf nicht mehr so laut ist, versteht man auch wieder besser, was man denkt! Und das ist wirklich wichtig, denn es steigert das eigene Wohlbefinden!

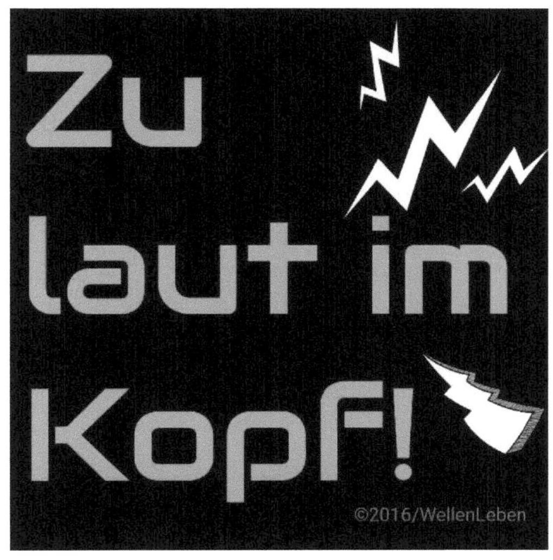

Erkrankung und Familie

Es ist ein schwerer Schlag, wenn man die Diagnose MS bekommt. Es bricht für einen selbst erstmal die Welt zusammen. Der Gedanke, unheilbar krank zu sein, wiegt schwer und es dauert eine ganze Weile, bis man einen klaren Gedanken fassen und nach vorne blicken kann. Dies ist aber die Sicht eines Erwachsenen. Wie sieht es da mit den Kindern aus? Aus eigener Erfahrung weiß ich, dass die Kinder schwer daran zu tragen haben. Meine Tochter jedenfalls, hat sich mit der Situation extrem schwergetan. Ich lag im Krankenhaus und sie besuchten mich so oft es ging, doch jedes Mal brach meine Tochter in Tränen aus, denn sie will nicht, dass es Papa schlecht geht.

Es schmerzt, wenn man seine Kinder so sieht, denn Sie sind zu klein, um solch ein Leid erfahren zu müssen. Die Abschiede taten ihr Übriges dazu und so war es immer mit vielen Tränen verbunden. Was für Narben dies auf einer so kleinen Seele hinterlässt, zeigte sich Monate später, als wir nur zum Abholen meiner MRT-Bilder ins Krankenhaus fuhren. Wir kamen in der Röntgenabteilung an und plötzlich stand meine Tochter da, schluchzend und nur schwer zu beruhigen mit den Worten "Ich will nicht, dass du ins Krankenhaus musst!" Erst in diesem Moment verstand ich, wie extrem diese Narben, diese Ängste waren. Es brach mir das Herz und warf zugleich die Frage auf, wie man die Kinder auf so etwas vorbereiten könnte um den Kummer erst gar nicht so sehr aufkommen zu lassen. Aber es geht nicht, man kann die Kinder nicht raushalten, ganz egal, was man auch versucht. Man muss mit Ihnen reden, sie zu diesem Thema behutsam hinführen.

Warum muss Papa so oft zum Arzt, wieso muss er so viele Medikamente nehmen und wieso ist Papa immer so Müde? All diese Fragen gilt es behutsam zu bearbeiten. Gemeinsam!
In solch einem Fall, kann man nicht mit nüchternen Daten und Fakten ums Eck kommen, wie es der Arzt mit einem Erwachsenen macht, denn da kommt selbst ein erwachsener Mensch ins Wanken, wenn er

knallhart konfrontiert wird. Wie also soll erst ein Kind darauf reagieren? Klar, Kasperletheater und Co sind vielleicht eine Möglichkeit, aber zielführend? Wohldosiert muss es sein. Eventuell nur einzelne Bereiche behandeln und nicht gleich die volle Dröhnung, da die Kinder sonst zu machen.

Ein Glas Wasser kann eben nur bis zum Rand Flüssigkeit aufnehmen, alles Weitere läuft über. Dieses Prinzip trifft gerade auf Kinder zu. Will man es nun Schutzfunktion nennen, oder sonst wie, jedenfalls hat es durchaus seinen Sinn, dass Kinder so reagieren um sich selbst unterbewusst zu schützen. Erwachsene erleben es ähnlich und jeder dürfte diese Situation kennen. Es dürfte also tatsächlich zweckmäßiger sein, immer nur mal einzelne Themen dieses großen Ganzen zu erklären. Da mein Sohn ebenfalls chronisch krank ist und schon einiges erlebt hat, ist es für mich natürlich etwas einfacher. Solche Themen sind ihm nicht fremd und er versteht einiges besser. Auch als ich im Krankenhaus war, ist es für ihn kein großes Problem gewesen. Er weiß, im Krankenhaus wird einen geholfen, es ist also was Gutes. Das hilft mir auch dabei, es meiner Tochter verständlicher zu machen, weil mein Sohn es ihr auf seine Weise erklären kann. Immer dann, wenn die Kids Fragen haben, wird sich die Zeit genommen und darauf eingegangen. Wir fahren gut mit dieser Methode und ich kann es jedem nur ans Herz legen. Nicht vertrösten, nicht abweisen, Zeit nehmen! Nichts kann in diesem Moment wichtiger sein!

Mein Sohn ist da inzwischen ganz toll, hat ja auf Grund seiner Erkrankung selbst einen Behindertenausweiß und kommt dann mit solchen Sprüchen ums Eck wie „Papa, es läuft ein cooler Film im Kino, gehen wir da rein mit unserer Rabattkarte?" Ich muss dann immer schmunzeln, denn er steckt mit seiner Unbeschwertheit förmlich an und das ist genial!

Aber eins noch... Es kommt natürlich immer auch auf das Kind an, wie es psychisch beschaffen ist. Eventuell ist man selbst gar nicht geeignet, solche Themen zu behandeln, weil man ebenfalls Angst davor hat oder gar nichts davon an sich ranlassen mag. In diesem Fall rate ich, den Kinderarzt bzw. einen Kinderpsychologen um Rat zu fragen. Es reicht manchmal aber auch schon eine Person, welcher das Kind vertraut und sich öffnen mag. Kinderseelen müssen geschützt und behutsam an solche Themen herangeführt werden. Es gibt im Übrigen auch wunderbare Literatur dazu!

Das Problem „Beine"

Ein wunderbarer Tag heute, die Sonne scheint und der Frühling lässt sich blicken. Ich habe mich heute durch den Arbeitstag geschleppt, der so zäh rumging, dass ich dachte, er wird nimmer Feierabend. Dann ab nach Hause, Beine hochlegen und etwas ausruhen, Kraft tanken.

Im Garten wollten wir vorankommen, den Winter vertreiben und den Frühling begrüßen. Restliche Laubreste beseitigen und Rasen mähen. Letzteres musste ich allerdings nach einer Weile abbrechen, weil der Rasen noch zu nass war. Meine Beine dankten es mir, weil sie wieder schlappmachten.

Ich weiß nicht, wie ich dem Problem mit den Beinen Herr werden soll. Ich nehme schon Medikamente um den Schmerzen entgegenzuwirken und dennoch habe ich das Gefühl, als ob die Beine bleiern wären und laufen momentan eher langsam von statten geht.
Selbst leichte Strecken bergauf sind eine Herausforderung und gehen nur langsam.

Grausam! Jetzt steh ich am Fenster, sehe auf mein Auto, die Sonne scheint und der Lack glitzert so schön. Ich hätte gerne die Sommerreifen montiert, aber allein die Vorstellung, die jetzt noch montieren zu müssen... Nee, geht nicht, das muss warten!

Ich versuche jetzt noch etwas Kraft zu tanken, um dann noch das Abendessen zubereiten. Das wird wohl auch die letzte größere Handlung für heute bleiben. Die Hoffnung, dass es da noch was Passendes gibt, was mir hilft und ich mich meines Alters angemessen bewegen kann, gebe ich mal noch nicht auf. Man wird sehen, wie lange ich da noch warten muss.

MS und Sexualität

Eine solch schwerwiegende Änderung im Leben wirkt nicht nur auf den Erkrankten schwer, den die Diagnose getroffen hat. Es ist auch für den Partner oder die Partnerin schwer, dieses Schicksal an sich heran zu lassen. Ist es dann noch so, dass man dem Partner die Erkrankung nicht direkt ansieht, weil es sich um eine Autoimmunerkrankung handelt, macht das die Sache noch schwieriger. Man kann nicht hineinsehen, man kann maximal mitfühlen und Verständnis haben, aber es kommt im Wesentlichen darauf an, wie der Erkrankte seinen Lebenspartner mit einbezieht. Erklären wie es einem geht, Rücksicht fordern, wenn nötig und Verständnis fördern, wenn möglich. Dabei ist es aber entscheidend wie man die Dosis wählt. Wer seinen Partner kennt, weiß um sein Geschick solche Dinge zu verarbeiten, deshalb gibt es da keine Maßgabe, sondern es muss individuell geführt werden, denn man kann bei zu schnellem vorpreschen auch genau das Gegenteil bewirken.

Dies gilt aber nicht nur für die alltäglichen Dinge, die es zu bewerkstelligen gilt. Auch der sexuelle Aspekt spielt dabei eine große Rolle, nur wird das Thema gerne totgeschwiegen. Erkrankungen wie die MS können nicht nur das zentrale, sondern auch das vegetative Nervensystem betreffen. Empfindsamkeiten werden gemindert, das sexuelle Verlangen herabgesetzt. Dies ist aber keine absichtliche Handlung des Erkrankten, sondern die Erkrankung selbst, welche auf die Libido einwirkt. Das gilt auch für die Angst auf Grund der Erkrankung im Bett zu versagen. Diese Angst kann aber mit dem Partner im Gespräch auf den Grund gegangen werden und stellt sich dann im Verlauf als unbegründet heraus, was der Idealfall wäre. In solchen Fällen, so zeigt es sich, ist es absolut wichtig, das Gespräch mit dem Partner zu suchen. Der gesunde Partner, hat bei solchen Problemen aber ebenfalls mit Gefühlen und Gedanken zu kämpfen. Mangelt es an der Liebe, oder stimmt was Anderes nicht?

Solche Fragen wirft es ganz schnell auf, wenn man nicht aufeinander eingeht, was in nicht seltenen Fällen zu Beziehungsproblemen führen kann.

Abschließend sei gesagt, dass man im Falle einer körperlichen Problematik, am besten gemeinsam zu einem Arzt geht um sich Hilfe zu holen. Meist kann man solch ein Problem medikamentös lösen und der Unmut hat ein Ende. Nur bitte redet offen miteinander! Traut eurem Partner mehr Verständnis zu und nehmt Euch an der Hand. Das Thema Sexualität darf kein Tabu bleiben und kann enorm helfen, wenn man darüber spricht. Gemeinsam und nicht einsam, denn es gibt nichts besseres, als miteinander solche Probleme zu behandeln, zumal sich dann auch der gesunde Partner einbringen kann, seine Fragen und Ängste ebenfalls Gehör finden. Solch ein Verhalten kann sogar zu einer Intensivierung der Beziehung führen und könnte es schöneres geben? Ich denke nicht!

Glück

Glück hat immer den gefunden, der sich seines Lebens freut. (Von Clemens Brenta)

Ja, das stimmt gewiss und heute zeigt sich mehr als zuvor, dass das empfinden von Glück total unterschiedlich sein kann. Die einen denken Sie ziehen sich Glück an, wie einen Umhang, der ihnen vermeintlich maßgeschneidert wurde, um fortan im gepachteten Glück zu schwelgen. Aber andere hingehen, empfinden Glück als etwas Besonderes, nichts Selbstverständliches.

Ich habe Menschen kennen gelernt, wenn auch leider nicht persönlich, welche trotz ihrem Schicksal ihr Leben als Glück empfinden, ihre Erkrankung meistern wie kein Anderer und so voll Zuversicht sind, dass es trotzdem, oder vielleicht gerade deshalb dazu ansteckt, es ihnen gleich zu tun. Da wünsche ich mir eben diese Kraft auch für mich, obwohl ich dachte, diese schon zu besitzen. Aber im Vergleich zu diesen Menschen, habe ich und wohl auch viele andere, noch einiges zu lernen! Glück ist kein Besitz, nicht käuflich, nicht gegenständlich und schon gar nicht planbar. Glück ist eine innere Einstellung, die es zu erlernen gilt. Wie aber kommt man nur darauf, dass Glück in Gegenständen zu bemessen ist?

Alles Materielle macht zeitweise zufrieden und schafft in manchen Bereichen gewiss auch Sicherheit, vom Nutzen mancher Dinge mal ganz zu schweigen. Aber das ist kein Glück, dass ist etwas das man sich gekauft hat. Glück findet man tief in sich drin. Es ist eher eine Einstellung zum Leben. Gesund zu sein und mit seinen beiden Händen etwas Wunderbares erschaffen zu können, das ist Glück. Die Natur, welche uns mit ihren Farben und Formen beschenkt, wir dies mit unseren Sinnen wahrnehmen können, das ist Glück. Seine Familie zu begleiten, sie aufwachsen und gedeihen zu sehen, auch das ist Glück! Ich denke, dass wir jeden Tag Momente erleben könnten, die uns unseres Glücks bewusstwerden ließen, würden wir sie nur bemerken.

Tatsächlich sind wir aber damit beschäftigt, unserer Arbeit nachzugehen, um das Geld zu verdienen, welches wir benötigen, um uns unser vermeintliches Glück zu kaufen, weil wir es nicht besser wissen.

Der Schlüssel zum Glück? Öffnet euch! Werdet euch darüber bewusst, dass nur dem das wahre Glück widerfahren kann, der ganz bei sich ist. Es lohnt sich!

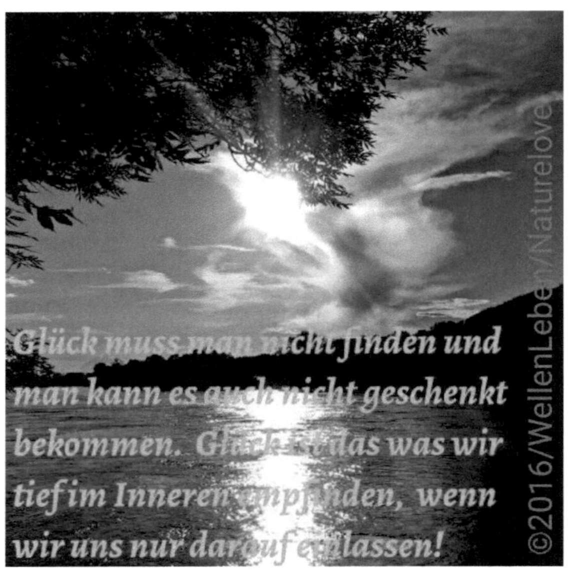

Aufbruch Richtung Zukunft

Dasitzen und warten bis mein Sohn aus dem OP gefahren wird. Obwohl es schon so oft der Fall war, ist es immer wieder aufs Neue belastend. Wenn man es ihm nur abnehmen könnte. Tapfer ist er allemal, das muss man ihm lassen! Letztlich haben wir schon so Vieles zusammen geschafft. Wenn ich andere Schicksale so sehe, denk ich mir immer wieder, wie schlimm das wohl für andere ist. Es erscheint einem das eigene Schicksal gar nicht mehr so schlimm, wenn es auch nicht einfach ist. Aber kleine neugeborene Würmchen, kaum auf der Welt und schon die erste Operation. Da ist man doch stets dazu geneigt, zu fragen, wieso einem der Herrgott solche Prüfungen auferlegt. Wenn alte Menschen erkranken ist das schon schlimm, aber man kann sich sicher sein, dass sie schon ein langes erfülltes Leben hatten, wovon sie die Erinnerungen daran genießen können, aber so ein kleines Kind? Dann stellt sich die nächste Frage was unangenehmer ist, später zu erkranken, oder gleich so jung, weil man es dann als normal ansieht? Was man nicht hatte, kann man nicht missen? Schwierig! Die eigene Erkenntnis reifte auch erst mit der Erkrankung und selbst da kann ich sagen, dass ich es mit der MS noch gut erwischt hab.

Ich glaube, wie man es auch dreht und wendet, am besten ist es man hat nichts dergleichen und wenn doch, dann sollte man wenigstens das Beste draus machen. Schließlich sind wir Kämpfer und geben uns selbst in gesunden Zeiten nicht mit dem Minimum zufrieden, wieso also sollten wir es dann in Krankheit tun? Jetzt erst recht, sollte die Devise lauten nach der wir alle streben. Gemeinsam, gegenseitig aufbauend und mit Blick Richtung Zukunft gerichtet. Vergangenheit war schon und kann ins Archiv, wie Sido schon sagte, in ein schwarzes Fotoalbum mit silbernem Knopf. Jetzt und in der Zukunft aber, schaffen wir noch was wir wollen! Es ist dabei völlig egal in welcher Zeit man es schafft, der Weg ist das erklärte Ziel! Ich wünsche euch, dass meine Erkenntnis zu eurer wird, meine Zuversicht euch ansteckt und ihr eben diesen Hunger nach Leben und erleben spürt und stillt. Es gibt wohl nichts Besseres als immer neue Grenzen auszutesten, neues über sich selbst zu lernen, über die eigene Stärke, die eigenen Fähigkeiten, welche lange verborgen blieben.

Das wir leben, geschieht nicht ohne Grund und wir handeln auch nicht ohne Grund. Das ist bei allen so und auch ganz normal. Aber was besonders sein kann und uns von der Masse abhebt, ist aus unserem Handeln einen Grund entstehen zu lassen, welcher andere dazu anleitet es gleich zu tun! Oder nicht? Lust bekommen? Los geht's!

Basistherapie und Ich

Es sind jetzt knapp acht Wochen ohne Basistherapie und ich finde es gigantisch, wie ich mich damit fühle! Klar, es schwang anfangs immer etwas Unsicherheit mit, was auch jetzt noch Teils der Fall ist, aber das Feeling alleine lässt die ganzen Gedanken ziehen! Ich habe damals kurz nach der Diagnose mit Interferonen angefangen, weil schon allein im Krankenhaus total Panik gemacht wurde. Man überlegt nicht, vertraut blind einem weißen Kittel und spritzt sich brav dieses Zeug. Ich wurde spritzenmüde und alle Bereiche die ich am Körper nutzen konnte, waren schmerzhaft geschwollen. Ein Wechsel auf ein Präparat was weniger oft gespritzt werden musste, brachte anwendungstechnisch Erleichterung und war durch die lange Zeit zwischen den Injektionen sehr angenehm, ging aber zunehmend auf die Psyche.

Letztlich musste ich es absetzen, da ich auf Grund einer früheren Depression mit Interferonen wohl nicht behandelt werden durfte. Der dritte Schub in der Zeit und die psychische Veränderung veranlassten den Neurologen und mich, über einen Wechsel nachzudenken. Weshalb wir verschiedene Möglichkeiten durchsprachen und letztlich auf Fumarsäure umstiegen. Von der Anwendung her echt nett, nicht mehr spritzen, früh und abends eine Kapsel und gut. Habe es anfangs vertragen und hatte kaum Nebenwirkungen. Zumindest nicht die oft zitierten! Stattdessen schossen die Leberwerte hoch, meine Haut entzündete sich, ich bekam heftige Schweißausbrüche und fühlte mich zunehmend schlapp und kraftlos, was alles in allem nicht zufriedenstellte. Diese Nebenwirkungen waren dann doch zu heftig, weshalb der Arzt dazu riet, das Medikament sofort abzusetzen, was wir dann auch machten und ich wartete ab. Die Haut wurde besser, die Entzündungen klangen ab, dass Schwitzen ging weg und ich hatte wieder mehr Kraft als zuvor! Ich werde auf Grund der Leberwerte, erstmal auf eine Basistherapie verzichten und mich gut fühlen! Meinem Neurologen schmeckte diese Aussage, bis auf weiteres auf eine

Basistherapie zu verzichten nicht, was man mich auch spüren ließ. Ich merkte schon, dass ich mit dem Ablehnen einer Basistherapie eine Türe zugemacht hatte. Auf die Probleme mit meinen Beinen antwortete er „Ich solle mal abwarten und versuchen das zu ignorieren." Super Aussage! Also werde ich es erstmal mit Homöopathie probieren.

Ein besonderes Erlebnis

Sitze grad in der Augenarztpraxis, welche damals vertretungsweise mein Auge untersuchte, nachdem ich die ersten, was ich damals noch nicht wusste, Probleme mit der MS bekam. Irgendwie ein krasses Gefühl, hier zu sitzen. Denn man hat, wie ich feststellen musste, die Situation damals noch nicht verarbeitet, obwohl ich dachte, das schon verdaut zu haben. Immer noch habe ich eine stink Wut im Bauch, dass der junge Arzt damals so lapidar mit meinem Problem umging. Womöglich hätte man schneller behandeln können und das Augenlicht somit vollends erhalten können. Aber fraglich ist, ob überhaupt ein Augenarzt darauf gekommen wäre, weil er ja nur ins und nicht hinters Auge sehen kann. Jetzt, zwei Jahre später ist schon so viel Wasser die Donau runter geflossen, dass es auch keinen mehr interessieren dürfte. Aber dennoch ist es Wahnsinn, was das für Gefühle auslöst. Ich bin dem Arzt gar nicht mal böse, was hätte man machen sollen? Trotzdem bin ich froh, dass es so ist, wie es ist, denn es hätte was weit schlimmeres als die MS sein können. Ich sehe das Ganze als Challenge... Eine Herausforderung! „Never give up" wie viele sagen, was tatsächlich auch wirklich dumm wäre. Man sollte es als Warnschuss ansehen, aus seine Leben etwas zu machen. Für sich das Optimum herausholen und glücklich werden. Ob nun mit einem Auge oder zwei... Egal! Glücklich bin ich allemal, denn ich habe durch das ganze euch gefunden!

Zeitraffer

Wenn man sich sein eigenes Leben so ansieht, seine Kindheit, was alles passiert ist, was man geschafft hat, kann man verflucht stolz auf sich sein! Immer das Beste aus sich herausgeholt und trotzdem schwingt ein wenig panische Verstimmung mit. Aber schauen wir mal...

Ich kann behaupten, dass ich eine gute Kindheit hatte. Es mangelte an nichts, wir waren kreativ im Spiel, Entdeckerfreude war uns ebenfalls geschenkt und es gab kaum einen Tag, wo wir uns nicht, dank unserer Phantasie, tolle Spielmöglichkeiten ausdachten. Kaum ein Baum war unbezwingbar, kein Hang zu steil. Angeln hatten wir aus alten Kassettenbändern und Ästen gebaut, logischerweise nichts damit gefangen, aber wir hatten eine Menge Spaß. Ja, wir waren Helden, immer die, die wir gerade sein wollten, ob Astronaut oder Polizist. Völlig egal, denn der Kinofilm spielte sich dabei schon damals in 3D und Dolby Surround in unseren Köpfen ab. Keiner könnte es besser und niemand konnte uns etwas. Wir waren einfach Helden!

Die Zeit lief zu der damaligen Zeit konstant und langsam. An manchen Tagen gewiss zu langsam, aber das sollte nicht weiter stören. Die Ferien wurden ausführlich genutzt. Der Ferienpass fürs Freibad, eine Radtour etc.

Alles war gut und irgendwann kam die Jugend und die erste Liebe, damals schon was ganz Besonderes, weil sie direkt über einige Jahre hielt. So lange etwa, bis der Wunsch nach Veränderung kam. Nicht von mir, sondern von ihr. Ich wurde gerade erwachsen, bekam meinen Führerschein und die Welt stand plötzlich offen. Aber es standen Wünsche im Raum wie Familie und Zusammenziehen. Ich war zu diesem Zeitpunkt noch ein Kindskopf und meine Freundin schon wesentlich weiter. Es hatte nicht sollen sein und man trennte sich im Guten. Die Lehre war zu Ende, Bundeswehr zu dem Zeitpunkt noch aktuell und so wurde ich eingezogen. Zehn Monate Wehrdienst standen an. Die Grundausbildung war nervig, aber es dauerte nicht lange bis ich in die Stammeinheit kam. Es hat mir Spaß gemacht, ich durfte an Hubschraubern arbeiten und entschloss mich zu einer

Verpflichtung, doch während diesem Prozedere wurde ich krank. Schlimme Bauchschmerzen plagten mich und meine Eltern brachten mich damals ins Krankenhaus. Eine Bauchspeicheldrüsenentzündung war das Problem, welche schon recht weit fortgeschritten war und mich fast das Leben kostete, acht Wochen Krankenhausaufenthalt waren somit von Nöten, um mich wieder auf die Beine zu stellen. Die Verpflichtung war dahin, der Plan im Eimer und so wurde sich neu orientiert.

Neue Beziehung, neue Arbeit, erste eigene Wohnung. Klasse... Die Wohnung war ok, die Frau eine Katastrophe und der Job Schrott! Egal... Das Leben geht weiter. Diesmal allerdings drehte sich der Erdball gefühlt schon etwas schneller als zuvor. Ein erneuter Arbeitswechsel, das zwischenzeitliche unterschlupfen im Elternhaus und plötzlich die Liebe, auf die ich nicht gewartet hatte, mit der ich schon gar nicht gerechnet hatte und nun bereits 14 Jahre verheiratet bin. Unsere beiden Kinder, sind unser größter Stolz, auch wenn es nicht immer rosig war, da mein

Sohn krank ist! Trotz der vielen Operationen unseres Sohnes, entwickelte er sich aber prima und er ist ein kleines Genie. Meine Tochter, meine kleine Prinzessin welche ihren Papi immer um sich braucht, so wie ich meine Kinder ebenfalls um mich brauche und meine Frau, welche mir das wichtigste ist. Ich habe allen Grund glücklich zu sein. Die Planung für die Zukunft steht und im Hinterkopf die Gewissheit, dass die Erde jetzt scheinbar einen weiteren Gang hochgeschaltet hat. Sie dreht sich schnell...

Es folgte eine Depression, beinahe hätte ich alles aufs Spiel gesetzt. Meine Ehe, mein Leben, einfach alles. Glück war, dass meine Frau trotz allem zu mir stand und mir half. Der Psychologe behandelte mich und half mir mit meinen Problemen umzugehen, zu lernen, vor allem mich dabei neu kennenzulernen. Dazu kam nach einer Weile noch die Diagnose Multiple Sklerose, was Krankenhausaufenthalte, Reha und wieder ein tiefes Loch.

Nun drehte sich die Erde richtig schnell. Die Zeit verging wie im Flug. Die Monate rasten an mir vorbei. Heute sehe ich auf 39 Jahre zurück und frage mich, wo die Zeit hingegangen ist. Es gilt nun zu entschleunigen, den Gang rauszunehmen, langsam zu tun, zu genießen.

Das will ich machen, mit allem was dazu gehört, denn ich bin es mir wert! Das Leben hat noch so viel, dass es zu entdecken gilt. Dinge die man noch machen möchte und zusehen wie die Kinder ihren Weg finden.

Ich gehöre mir selbst, bin niemandem Rechenschaft schuldig, oder muss gefällig sein, um zu gefallen.
Allein für meinen eigenen Seelenfrieden habe ich Sorge zu tragen!
Wer dies zu akzeptieren versteht, kann mein Freund sein!

Was wirklich wichtig ist

Den Tag genießen, Unternehmungen mit der Familie, das wunderbare Wetter und all diese Dinge, welche einen glücklich machen sollten. Stattdessen giert man nach noch mehr, nach Superlativen, immer noch eins oben draufsetzen, denn man will ja spüren, dass man lebt! Lebt man denn wirklich? Was geben einem diese Dinge denn nun? Außer blassen Erinnerungen ist nicht viel Davon geblieben und Materielles verliert ab dem Moment, wo man es besitzt, ohnehin seinen Wert. Solche Gedanken kommen einem aber erst dann, wenn man einen groben Einschnitt in seinen Alltag erlebt, einen Schicksalsschlag, wie man es auch so schön formuliert. So war es auch bei mir, als ich von jetzt auf gleich aus meinem gewohnten Leben rausgerissen wurde. Eben waren wir noch unterwegs um den Kindern einen schönen Tag zu machen, als ich Probleme mit dem Auge bekam und ein paar Tage später finde ich mich in der Notaufnahme wieder, musste Entscheidungen treffen lassen und war nur noch Statist.

Man wird erstmal im Ungewissen gelassen und lässt allerhand Untersuchungen über sich ergehen. Dann gab es Kortison-Stöße, Plasmapherese* und zwischendurch mal ein Arzt, welcher mir die Diagnose Multiple Sklerose eröffnete. Spätestens ab dem Moment war nichts mehr wie es war. Es riss mir sprichwörtlich den Teppich unter den Füßen weg. Ich war ein jämmerliches Häufchen Elend was bei seiner Frau Trost suchte, obwohl Sie selbst in dem Moment auch Trost brauchte, denn diese Diagnose ging durch die Familie wie eine Schockwelle. Es dauerte einige Monate bis man wieder etwas positiver sehen konnte. Hey, ich habe nur MS… Sonst nichts! Es klappt mal besser und mal schlechter mit dieser Denkweise und ich war am Anfang noch froh um meinen Psychologen, welcher mich geschickt in die richtigen Bahnen lenkte.

Ja, es ist auf jeden Fall nicht einfach, seine alten Ziele und Wünsche über Bord zu werfen und sich neu zu orientieren, klappt aber! Zu aller erst wird man sich den Dingen bewusst die einen unmittelbar umgeben. Familie, denn meine Frau und die Kinder haben mir gezeigt, dass nichts hoffnungslos ist. Man besinnt sich zuerst auf die einfachen Sachen, wann hat man sie denn zuletzt bewusst erlebt? Man hatte doch keine Zeit, weil man immer irgendwelchen Zwängen und Dingen nacheilte. Leistung bringen, hat man schon in der Kindheit eingetrichtert bekommen, dann kann man was erreichen im Leben. Ja… Kann man! Bandscheibenvorfälle, Depression und Multiple Sklerose. Und jetzt? Jetzt heißt es, Du musst Dich schonen, darfst Dich nicht überanstrengen usw. Zu spät meine Lieben…. Ist schon gelaufen!

Diese Erkenntnis hätte es früher gebraucht, viel früher! Aber nein, ich mache das ganz anders, ich habe mir die mahnenden Worte auf meinen linken Unterarm tätowieren lassen und mich dazu entschlossen der Multiplen Sklerose die Stirn zu bieten. Ich will gut und richtig leben! Und ich möchte eine neue Aufgabe haben, eine die mich glücklich macht. So kam der Gedanke auf, anderen Betroffenen mit meinen Gedanken helfen zu wollen, ihnen das Gefühl geben nicht allein zu sein mit dem Schicksal. Denn es gibt nichts Schlimmeres, wenn sich die Familie, zumindest ein Teil davon nur meldet um zu erfahren, ob MS ansteckend oder vererblich sei, um sich dann, nach erlangter Information gar nichtmehr zu melden. Ja auch das gibt es, unglaublich, aber wahr und deshalb der Wunsch anderen eine Anlaufstelle zu bieten, Mut zu machen und zu helfen.

Ich schrieb meine ersten Erfahrungen nieder, sammelte Texte und wusste noch nicht so wirklich, ob die Qualität meiner Texte überhaupt gut genug war, um sie zu verbreiten. Ich haderte, nahm einige Male Anlauf dazu eine Seite zu erstellen, brach dieses Vorhaben dann jedes Mal ab, weil ich mir meiner Sache nicht sicher war. Bis zu dem Tag, als ich den Kontakt zu tollen Menschen fand, die mich dazu ermutigten, den Schritt zu wagen. Ich erstellte die Seite und fand nach einiger Zeit regen Zuspruch. Endlich passierte das, was ich mir wünschte. User schrieben mir und dankten mir für die Texte, in den Sie sich selbst fanden. Es war ein unbeschreibliches Gefühl was noch bis heute anhält und mich regelrecht beflügelt. Ich helfe anderen mit Ihrer Diagnose oder Symptomen klarzukommen. Ich bekomme Mails, wo man sich für mein Handeln bedankt, wobei ich das gar nicht mal als Arbeit ansehe… eher als Berufung und letztlich auch ein Stück weit als Selbstheilung. Denn man gibt mir auch viel zurück. So lerne ich auch von anderen und es ergibt sich eine klassische Win-Win-Situation. Wo wir nun wieder zu den anfänglichen Worten kommen. Was ist denn nun wirklich wichtig? Materielles? Nein, überhaupt nicht. Es sind schöne Extras, ich lebe ja trotzdem nicht wie ein Asket, aber ich schreibe diesen Dingen nicht mehr diese Wichtigkeit zu, wie zuvor. Ich definiere mich nicht mehr über Dinge. Nein ich definiere mich lieber über Menschlichkeit, Empathie, das „Wir zusammen". Finde diese Denkweise befriedigender als alles andere und ich wünsche mir, dass andere auch diese Erfahrung machen. Gut… Vielleicht nicht gleich durch solch eine krasse Diagnose, sondern aus freien Stücken, weil's wirklich viel zurückgibt und glücklich macht. Ein weiterer, vor allem sehr bedeutender Pluspunkt, ist die

Tatsache, dass man sehr viele neue Menschen findet, die zum einen dieses Schicksal teilen, man sich auf einer gemeinsamen Gefühlsebene befindet und neben der Zufriedenheit auch der Aspekt der Sicherheit dazu kommt. Man ist nicht allein, denn man wird so akzeptiert wie man ist. Es spielen hier keine äußerlichen Gegebenheiten eine Rolle, der Mensch als solches zählt und dafür bin ich dankbar! Ich darf stolz behaupten, dass ich in diesem Pulk an Menschen viele tolle Freunde gefunden habe. Aber auch viele andere ganz besondere Menschen, die mein Glück perfekt machen. Was ich noch ganz toll finde, dass viele Angehörige von Erkrankten den Kontakt zu mir suchen und sich bedanken, dass Ihnen meine Seite vieles näherbringt und hilft. Dass, meine lieben ist Glück. Ungefiltert, pur und spornt zu noch mehr an. Mehr bedeutet, dass ich mittlerweile eine Selbsthilfegruppe auf Facebook habe, einen Blog auf WordPress und die Erkenntnis, dass ich meine Bestimmung gefunden habe. Hierbei fällt mir noch eine kleine Anekdote ein, als ich mir mein Tattoo auf den Unterarm stechen ließ, war der Tätowierer ganz beeindruckt, dass ich die Prozedur so locker wegsteckte. Als ich ihn angrinste und sagte, dass mir das grad egal ist, weil der Arm ohnehin taub ist, sah er mich nur ungläubig an. Ich hätte in dem Moment so lauthals loslachen können, dass es mich geschüttelt hätte. Durfte ich aber nicht, weil er sich sonst vertan hätte. Man sieht also, Empfindungsstörungen müssen nicht immer schlecht sein.

*(es wird eigenes Blutplasma durch Spenderplasma ersetzt, um die für den Körper schädlichen T-Zellen aus dem Körper zu bekommen. Durch die Plasmapherese lassen sich schnelle Erfolge erzielen)

Selbstliebe

Immer öfter lese ich von anderen, dass sie sich selbst nicht lieben, oder nicht akzeptieren wollen. Irgendetwas muss derart falsch gelaufen sein, dass sie zu dieser Denkweise gekommen sind. Ich selbst weiß wohl, wie schwer es ist, dahinter zu kommen, den Grund dafür zu finden. Und um ehrlich zu sein, bin ich bis heute noch nicht wirklich dahinter gestiegen. Aber es ist doch eigentlich auch gar nicht entscheidend!

Statt nach den Ursachen zu forschen, welche man wohl eh nicht voll ergründen wird, wäre es doch ratsamer, sich auf die positiven Dinge zu besinnen. Was hast Du schon alles erreicht? Was machst Du aktuell? Wie steht dein Freundes- und Bekanntenkreis zu Dir? Nicht das Aussehen definiert den Menschen, das sind immer nur die Argumente, welche einem von den Medien vorgegaukelt werden, sondern sein handeln. Ein Ignorant bleibt ein Ignorant, völlig egal ob in Jogginghose oder Nadelstreifen!

Die inneren Werte sind es, auf die es ankommt. Charakterliche Eigenschaften zählen. Wie empathisch bist Du, oder wie verlässlich etc. Diese Eigenschaften machen einen Menschen aus! Das Äußerliche möchte ich damit nicht völlig außen vorlassen. Was ich meine ist das ganz eigene, individuelle Aussehen eines jeden Einzelnen, welches frei von Kritik bleiben sollte, denn körperliche Gegebenheiten jeglicher Art, die Form der Nase, oder gar das Gewicht darf nicht zur Debatte stehen. Man muss den Menschen annehmen wie er ist, niemand ist makellos! Die Frage ist nur, welche Makel schlimmer sind, körperliche oder charakterliche. Jeder sollte sich selbst lieben und akzeptieren wie er ist, denn nur so ist man auch perfekt! Das Geschwätz anderer darf dabei nicht beachtet werden, weil jene, die sich selbst als perfekt ansehen, es nicht nötig haben, über andere abfällig zu urteilen! So zeigt sich also ganz schnell, wer mit sich selbst tatsächlich zufrieden ist und wer nicht, weil einem die Gesellschaft immer einen Spiegel vorhält.

So gesehen, kann man schon gar nicht mehr wütend auf die Aussagen mancher Menschen sein, sondern sollte Mitleid empfinden, weil Sie sich selbst negativ darstellen.

Positive Denkweise

Man kennt es, Entscheidungen sind zu treffen, Termine oder Aufgaben zu erledigen, die einem ein unwohles Gefühl in der Magengegend bescheren oder gar unnütz erscheinen. Dabei quält man sich mit dem Gedanken an das, was da auf einen wartet bis zu dem Zeitpunkt, wo man es nicht mehr aufschieben kann und geht wiederwillig an die Arbeit. Dabei hat man die Wahl jeden Tag aufs Neue!

Sorge ich mit einer positiven Denkweise für ein gesteigertes eigenes Wohlbefinden oder blase ich Trübsal und suhle mich in Unlust und Wehklagen. Fakt ist doch, dass eine positiv gestimmte Lebenseinstellung so manche Herausforderung besser meistern lässt, während die pessimistische Einstellung die Problematik nur noch schwerer wirken lässt. Man muss es sowieso tun, wieso also nicht gleich mit einem Lächeln auf den Lippen. Die Handlung wird nicht geringer, aber leichter fühlt sie sich an, lastet nicht mehr gar so schwer auf den Schultern wie eingangs befürchtet.

Am Ende steht dann nur der Stolz auf sich selbst, weil man es geschafft hat und dies wiederrum nährt die positive Denkweise. Dieses Denken sollte sich jeder zu eigen machen, weil es befreit. Man gibt auf diese Weise Ressourcen, wie etwa Zeit und mentale Kraft frei, welche man für wichtige Dinge verwenden kann, oder sich einfach mal für seine Mühe selbst mit etwas Schönem zu belohnen!

Mit solch einer erlernten Denkweise, steckt man gern auch mal andere an und sorgt so für einen Domino-Effekt. Man reißt mit, man begeistert und letztlich geht es dann auch dem Umfeld gut. Was man in solch einer Atmosphäre gemeinsam erreichen kann, mag man sich gerne selbst ausmalen. Aber es kann dann nur Gutes entstehen!

Aussagen, die Erkrankten weh tun

Diese Auflistung an Aussagen habe ich in meiner Facebook-Gruppe „Chronisch krank und Spaß am Leben" mit den Usern zusammengetragen. An den Aussagen ist das Ausmaß an Unwissenheit und Ignoranz ganz klar zu erkennen, welche ich mit meiner Initiative zu ändern versuche. Lest euch das mal durch und versucht euch in eine erkrankte Person einzufühlen.

Der Lehrer, der zur Mutter eines an MS erkrankten

Mädchens sagt: „Dass der Nachbar das auch hätte und Muskelschwäche sich verwachsen würde und sie sich nicht so anstellen solle."

„Ach ja, kenn ich! Habe ich auch manchmal! Probleme mit der Blase? Einfach viel trinken und die Blase warmhalten!"

„Trink ab und an mal ein Bier, dann geht das wieder weg!"

84

„Oh Du läufst aber schlecht! Ich auch, hab mir im Wanderurlaub eine Blase gelaufen, Du auch?" – „Meine

Blase läuft, hat aber nicht mit einem schlechten Gangbild zu tun!"

„MS? Das bekommt man doch durch Zecken!"

Der Tochter die eigene Unschuld beteuern „Ich habe mich während der Schwangerschaft aber immer brav gehalten!"

Der Zimmernachbar im Krankenhaus welcher fragt: „Wieso haste denn einen Stock, Hüft-OP?" - „Nein MS!"
– Nachbar: „Wo hast dir denn das geholt?"

„Nimm doch eine Schmerztablette, wenn Dein Bein weh tut!"

Musst einfach ein bisschen abnehmen, dann geht's dir auch besser!"

„Stell Dich nicht so an, ich habe eine Putzmittel-Allergie

und muss auch damit leben!" „Kinder solltest aber

keine bekommen, wenn Du dann eh im Rolli lan-

dest!"

„Du bist ja jetzt eh ein Krüppel!"

„Mit der Diagnose wirst Du eh keine 60 Jahre alt!"

„MS?... Ist das ansteckend?"

„Hör doch einfach mit dem spritzen auf, dann geht

das auch wieder weg. Wenn man nicht dran denkt,

dann verschwindet das auch wieder!"

„Wenn du Sport machen würdest, wärst Du auch

fit!"

„Das kann doch nicht alles von der MS sein!"

„Du suchst doch nur nach Aufmerksamkeit!"

„Jeder hat sein Päckchen zu tragen!"

„Ja dann landest Du halt im Rollstuhl, ist doch nicht so schlimm!"

„Du siehst doch fit aus, was hast Du denn schon wieder?"

„Du willst Dich doch nur wichtigmachen!"

„Nun sieh mal zu, dass das bald wieder besser wird!"

Solche Aussagen treffen tief und hart, sorgen dafür, dass man sich schlecht fühlt und zurückzieht, was zur Isolation führt. Man fühlt sich unverstanden und zweifelt an seiner selbst. Bin ich womöglich gar nicht krank und bilde mir das ein? Das Selbstwertgefühl schwindet, es entsteht Unzufriedenheit und Selbsthass.

Eine Depression ist somit schon gefährlich nahe. All das müsste nicht sein, wenn man sich von seinem Denken freimacht und nicht auf den Halbwahrheiten beharrt, welche man irgendwo mal aufgeschnappt hat. Zuhören, was den Erkrankten bewegt und sich erklären lassen wie sich mit solche einer Erkrankung verhält.

Keiner wird dabei abweisend reagieren, denn es bedarf nur ein gewisses Maß an Interesse, sowie die Bereitschaft etwas lernen zu wollen. Zusammen löschen wir diesen Dämon namens Ignoranz aus, sorgen für Verständnis und ein Miteinander auf Augenhöhe.

Ich danke jedem, der sich das vornimmt!

Möchte man dir immer wieder sagen, was Du tun sollst?
Wirst Du öfter gefragt, warum Du so müde bist?
Bezeichnet man Dich als teilnahmslos?
Heuchelt man Verständnis und spricht hinter Deinem Rücken über Dich?

Tröste Dich!

Die anderen sind es, die dringend Hilfe benötigen!
©2016/Gedankenkarussell
www.facebook.com/gedankenzums1

Erkrankungen und der Umgang damit

Es ist doch an sich schon schwer genug, wenn man die Diagnose zu einer schwerwiegenden Erkrankung erhält. In dem Moment bleibt erstmal die Welt stehen. Man versteht nicht, was da eben passiert und ist schlichtweg überfordert. Zu viele Informationen brechen auf einen herein. Informationen, die man vor allem gar nicht wollte. Der Kopf ist nicht mehr im Stande die Infos zu verarbeiten und blockiert. Man wehrt sich dagegen, ist innerlich hin und hergerissen und will sich nur noch verkriechen.

Diese Handlung ist mehr als verständlich, angesichts der Tatsache, dass ab dem Moment wo man eine Antwort auf diese gefürchtete Frage, was mit einem los ist, hat und nichts mehr so sein kann, wie es eben bis dahin war. Viele Menschen mit gut gemeinten Ratschlägen reden auf einen ein. Hier Tipps, da Hilfsangebote, dort Entscheidungen die getroffen werden sollen und während all dem Trubel leidet die Psyche immer mehr.

Es ist brutal was da auf den Erkrankten einwirkt. Angst vor dem was kommt. Unsicherheit, ob man das alles schafft. Was werden wohl die anderen denken? Wie sag ich das meiner Familie, oder meinem Chef. Was hat das überhaupt nun für berufliche Auswirkungen für mich? Brauch ich denn auch bald Hilfsmittel? Rente? Und wer weiß was noch alles für Fragen und Gedanken, welche da wie eine riesige Welle auf einen zu kommt. Jetzt kommt es drauf an, ob sich der Betroffene helfen lassen will. Das sei ganz klar vorausgesetzt, denn ohne aktive Beteiligung seiner selbst, wird das ganze scheitern. Man kann sich seinem Schicksal ergeben, zusammensacken und wehklagen, wie schlimm es einen erwischt hat. Sämtliche Ratschläge und Hilfsangebote werden geblockt und man dreht sich im Kreis. Ja, es ist nicht einfach und jeder Mensch empfindet diese Situation anders. Manch einer steckt es gar locker weg und denkt sich nicht viel dabei. Aber der Großteil muss das verarbeiten. Das gelingt am besten, wenn man sein Schicksal in die Hand nimmt und nach vorne sieht.

Sicherlich muss man eventuell Gewohnheiten ablegen oder Tätigkeiten ändern, weil es vielleicht nicht mehr gehen mag, aber das heißt nicht, dass gar nichts mehr geht. Wenn das Hobby aufgegeben werden muss, sucht man sich etwas Anderes. Wenn der Job nicht mehr machbar ist, hat man immer noch die Möglichkeit der Weiterbildung oder Umschulung. Das setzte natürlich voraus, dass man noch arbeiten kann. Und selbst dann, wenn dies nicht mehr in gewohnter Weise möglich ist, finden sich Möglichkeiten um sich das Leben leichter zu machen und am aktiven Leben teilzuhaben. Man sieht also es geht immer noch weiter, man darf nur den Kopf nicht hängen lassen. Trotz allem eine gesunde positive Einstellung zum Leben haben. Und genau da macht es Sinn, Ratschläge und Tipps von anderen anzunehmen, die selbst in dieser Lage waren und von den eigenen Erfahrungen berichten können. Ich kenne durch die Multiple Sklerose genug andere, die es weiß Gott schwerer erwischt haben als ich. Wenn ich sehe, wie positiv trotz allem Ihre Einstellung zum Leben ist, kann ich nur meinen Hut ziehen und gleichermaßen bestärkt es mich, es Ihnen gleich zu tun. Das Leben ist zu schön und zu wertvoll um es einfach so ungenutzt verstreichen zu lassen. Ich hätte im Leben nicht daran gedacht, mal zu schreiben und mittlerweile habe ich eine solche Freude daran, dass ich einen Tag, an dem ich mal nichts schreibe, als verlorenen Tag ansehe. Solch ein Hobby oder eine Berufung wünsch ich jedem, der mit seinem Schicksal hadert. Auch wenn der Spruch schon etwas abgedroschen klingt, aber wenn sich eine Türe schließt, so geht wo anders eine auf. Man muss nur den Mut haben hindurch zu gehen! Auf der anderen Seite wartet womöglich eine tolle neue Herausforderung oder Hände die einem gereicht werden. Egal was es auch ist, man sollte es annehmen und sich ein schönes Leben gestalten!

Man darf eine Erkrankung nicht
nur als eine Last ansehen,
sondern sollte versuchen den
eigenen Fokus auf das zu richten,
was sich daraus ergibt.
Jeder Mensch hat seine Stärken,
völlig unabhängig von einer
Erkrankung. Ob physisch oder
mental, man muss sie nutzen. Es
führt zu innerer Zufriedenheit.
Ich glaube, Du bist stark!

Fatique

Dieses Symptom ist eine Begleiterscheinung der Multiplen Sklerose und stellt eine plötzlich auftretende abnorme Müdigkeit dar. Neben bleischweren Extremitäten, ist die Konzentration stark herabgesetzt. Selbst einfachste Tätigkeiten stellen eine besondere Herausforderung das und sind oftmals nur mit Pausen zu bewerkstelligen. Entgegen einer normalen Müdigkeit, lässt sich die Fatique nicht mit Kaffee, Energiedrinks oder sonstigen aufputschenden Mitteln lindern. In Fällen, wo es zu extremen Müdigkeitsattacken kommt, wirkt nur eine strikte Pause mit Schlafphase erholsam. Medikamentös gibt es kaum ein Medikament was bei dieser abnormen Müdigkeit hilft. Verschiedene Präparate mit nachgesagtem Zusatznutzen, werden angeboten, wirken aber meist nur selten bis gar nicht. Hauptsächlich handelt es sich dabei um Antidepressiva. Mir persönlich hilft es immer noch am besten, wenn man sich gegen die aufkommenden Symptome einer Fatique stellt. Spaziergänge an der frischen Luft wirken relativ gut. Bewegungs- und

Dehnübungen sind auch gebräuchlich. Diese Tätigkeiten, können aber einen kurzen und erholsamen Schlaf aber meist nicht ersetzen. In diesem Fall, sollte man noch in einem Beschäftigungsverhältnis stehen, wäre ein Gespräch mit dem Arbeitgeber anzuraten, dass gegebenenfalls die Pausenzeiten gelockert werden. Dabei kann man sich aber auch Informationen und Hilfe bei der deutschen Rentenversicherung holen. Scheut euch da bitte nicht, Hilfe anzunehmen und gegebenenfalls einzufordern.

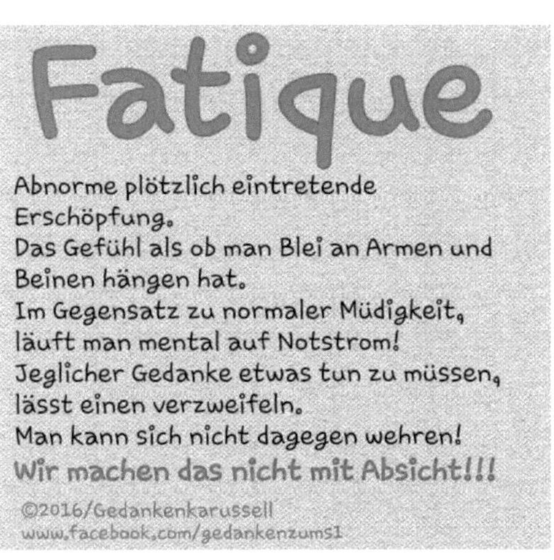

Gestärktes Selbstbewusstsein

Situationen und Vorkommnisse, egal welcher Art, lösen in uns immer und absolut ausnahmslos Reaktionen aus, die uns nachhaltig formen und beeinflussen. So können etwa die bestandene Prüfung, das erste eigene Auto, die große Liebe oder etwa die Geburt des Kindes solche Glücksmomente auslösen, dass man immer, wenn man sich daran erinnert, Kraft daraus schöpfen kann. Positive Ereignisse stellen gewiss auch ein Fundament dar, auf dem alles Weitere fußen kann. Was aber wenn die Gegebenheiten eher negativ behaftet sind? Wenn daraus, dem ersten Anschein nach nichts Positives zu entnehmen ist? Das ist eine schwere Situation, die einem zu allererst zusetzt und schwer zu schaffen macht. Können doch die Gründe für eine solche Gefühlslage vielfältig sein und auch noch einiges nach sich ziehen. Wut, Verlust, Trauer in jeglicher Form bedürfen dann einer Aufarbeitung und kosten Kraft. Eine Möglichkeit wäre zu aller erst, sich jemandem zu öffnen, sich das Unheil von der Seele reden, was den Ballast schon einmal schmälert. Richtig, man bekommt wieder etwas Luft, der Kopf wird ein Stück weit klarer und man beginnt nachzudenken. Ein kluger Kopf hat mir mal gesagt, es gibt nichts Negatives, wo man nicht auch ein Quäntchen Positives herausziehen kann. Stimmt!

Wenn man seinen Blickwinkel auf das bestehende Problem neu ausrichtet, wirkt es mitunter gar nicht mehr so schlimm. Und womöglich findet sich unter diesem Haufen Elend dann sogar dieser beschriebene Funken an positiver Energie, der eine neue Idee, ein neues Gefühl entfacht und somit Kraft spendet. Erstarkt und mit positiven Gedanken bestärkt kann man dann das Problem anpacken und zum Guten wandeln. Der Verlust einer Person, ist da ganz klar eine andere Sache, hierbei was Positives zu empfinden fällt freilich schwer und mag manchem gewiss unmöglich erscheinen, aber allein die Tatsache, dass es jenem Angehörigen nun bessergehen mag, dürfte Trost und einen positiven Gedanken schenken. All diese Dinge aber formen uns, lehren uns und sorgen dafür, dass wir zu dem geworden sind, was wir heute darstellen. So gesehen, sind also all solche Erfahrungen für unsere Entwicklung durchaus wichtig. Gewiss würde man sich gerne die eine oder andere Erfahrung ersparen, aber, wenn man es zulässt, in solchen Momenten mal hinter seine eigenen Kulissen blickt, in sich hinein hört, kann man sehr viel über sich selbst lernen. Und auch diese Art der Selbstfindung, bedeutet sich weiter zu entwickeln! Situationsbedingte Reaktionen besser zu steuern, aufkommende Ängste und Unsicherheiten anzunehmen und daran zu arbeiten. Seine Gabe, andere mit Empathie zu begegnen, zu erweitern und mit Anstand und Respekt zu begegnen.

So ist also ganz klar zu erkennen, dass tatsächlich aus jedem Negativen, etwas Positives zu gewinnen ist. Lassen wir es nur zu, dass wir dies erkennen, wir uns dadurch verändern und ein Stück weit näher zu uns selbst finden!

Trage stets Sorge dafür, daß
jeder Tag die Chance bekommt,
zum besten deines Lebens zu
werden!

Denn unser Dasein ist endlich
und vergangene Tage sind
unwiederbringlich!

Partnerschaft und Erkrankung

Einige Punkte habe ich in vorangegangenen Themen schon behandelt und dennoch fehlt noch ein wichtiger Punkt, der Partner! Man vergisst immer, dass die Rolle des Partners in einer Beziehung nicht unerheblich ist, wenn es um Erkrankungen geht. Schließlich ist er doch mit der Situation anfangs ebenso überfordert und muss erst hineinwachsen. Während der Erkrankte anfangs, nach Erhalt der Diagnose, völlig zurecht damit hadert und sein Leben als solches total auf den Kopf gestellt ist, erscheint der Partner in diesem Moment als wertvolle Stütze und Trost. Nach einiger Zeit, sortiert man sich neu und beginnt damit, sein Leben neu auszurichten. Was hier als selbstverständlich angesehen wird, ist es aber keinesfalls! Denn der Partner leidet ebenso unter dieser Situation und bedarf ebenfalls einer Schulter zum Anlehnen. Ist man als Erkrankter eher der Optimist und auch sonst nur schwer zu erschüttern, so hat man nach einer kurzen Phase des Akzeptierens, durchaus die Möglichkeit im Gespräch mit dem Partner, zum einen den weiteren

Weg zu besprechen und einen gemeinsamen Konsens zu finden, aber man kann gesunden Partner die Ängste nehmen, welche ihn plagen. So hat man die Chance, gemeinsam das Leben, die Ehe oder Zukunftspläne neu auszurichten, dass es für beide Seiten vereinbar ist und niemand auf der Strecke bleibt.

Es gibt aber auch die andere Variante, wenn der Erkrankte zu sehr mit seinem Schicksal hadert und dabei der Partner auf der Strecke bleibt. Hier treten beide Seiten auf der Stelle, weil der Gesunde nicht ausgleichen kann, was der Kranke noch nicht bereit ist zu geben. Hier wäre es wichtig, dass man sich externe Hilfe holt, welche beide Seiten gleichermaßen betreut. In der Regel bedarf es doch nur etwas Erfahrung und einem Händchen für solch besondere Situationen, um aus der scheinbar ausweglosen Situation wieder etwas Lebenswertes zu bilden. Gemeinsam in die Zukunft blicken und sich gegenseitig das Gefühl geben, wichtig zu sein, aber nicht alles alleine bewerkstelligen zu müssen ist ungeheuer wichtig.

Das schafft trotz Erkrankung und der damit verbundenen Unsicherheit, das nötige Vertrauen und Sicherheit in der Partnerschaft, dass man sich aufeinander verlassen kann. Es gibt nichts Stärkeres, als eine solide Partnerschaft, welche auf Verlässlichkeit gründet.

Dankbarkeit

Seitdem ich das schreiben angefangen und meine Seite erstellt habe, sprudelt es nur noch so aus mir heraus. Ich kann kaum irgendwo hingehen, ohne dass mir irgendwas in den Sinn kommt, was ich aufschreiben möchte. Dabei kommen so tolle Texte heraus, dass ich teils selbst ganz beeindruckt bin, so etwas erschaffen zu haben. Es ist jedes Mal ein wunderbares Gefühl, welches zu weiterem antreibt. Gut, es ist nicht immer einfach, da man auf der Arbeit ja zum Arbeiten ist und nicht um Texte zu verfassen, aber ich kann nichts dafür, muss das aufschreiben was mir in den Sinn kommt. Ein weiterer, noch viel schönerer Grund, weshalb ich seither so glücklich bin, sind die Menschen um mich! Ich erfahre so viel positives Feedback, dass es mich jedes Mal mehr anspornt mit der Seite weiterzumachen. Diese Wärme und Dankbarkeit, welche einem entgegengebracht wird, ist unbeschreiblich schön und ich bin dafür extrem dankbar. Es haben sich einige ganz besondere Freundschaften zu

Personen entwickelt, welche teils schon seit Beginn meiner MS in mein Leben getreten sind. Einige aber doch erst seit kurzem, welche mir allesamt sehr wichtig und wertvoll wurden. Eine dieser besonderen Menschen, die ich mittlerweile als Schwester bezeichne, weil es sich so anfühlt.

Dann wieder andere wo man ebenfalls spürt, dass die Seelen schon sehr lange befreundet sein müssen. Eine besondere Vertrautheit! Dafür bin ich ganz besonders dankbar! Bei all dem stellt sich mir aber immer die Frage, wieso erst jetzt? Wieso empfinde ich erst jetzt so? Wieso erst jetzt der Kontakt zu so vielen tollen Menschen? Was ist denn seit der Erkrankung anders? Ich habe da in letzter Zeit einige Male drüber nachgedacht und ich kam drauf, dass es ja nicht erst seit der MS so ist, genauer ist es eigentlich schon, seit ich wegen meiner Depression in Behandlung war. Irgendwas hat sich da getan. Ich wurde, zumindest was mein Gefühlsleben betrifft, mutiger, es nach außen zu tragen. Zu sagen was ich denke und fühle.

Ein wichtiger Schritt für mich, zumal es auch dazu beitrug sich selbst mehr zu mögen, zu akzeptieren. Ich denke das war der Schlüssel zu all dem, der Start zu Besonderem. Ohne die Depression und die damit verbundene Behandlung, gäbe es womöglich heute nicht die Seite WellenLeben, keinen Blog und auch keinen Mut, zu schreiben, was ich denke oder fühle, keine Texte meinerseits, welche ich für andere bereitstellen könnte. Der Gedanke, dass es so wäre, fühlt sich trostlos und leer an.

Nein, ich möchte mehr schreiben, mehr Menschen erreichen, Ihnen damit helfen, für Verständnis sorgen. Gleichermaßen auch die Psyche dabei nicht zu kurz kommen lassen, da diese unter solchen Erkrankungen sehr leidet und mindestens ebenso viel Aufmerksamkeit benötigt. Körper und Geist sind nur gemeinsam stark, deshalb ist es so wichtig, beides zu betrachten. Selbst habe ich erfahren, welchen Einfluss die Psyche auf das Wohlbefinden nehmen kann und deshalb lege ich großen Wert darauf, dass dieses Thema behandelt wird. Ich wünsche mir, dass sich

jeder auf meiner Seite, oder in meiner Gruppe
wohlfühlt, sich in meinen Texten wiederfin-
det und Mut erlangt, zu sein, wie er ist, näm-
lich individuell, besonders und wunderbar!

Schlusswort

Abschließend sei gesagt, dass ich dieses Buch mit sehr viel Spaß und Freunde geschrieben habe, es für mich als Bereicherung ansehe und hoffe, dass ihr das auch so empfindet. Diese ganzen Themen haben mich lange beschäftigt und ich messe ihnen allen eine große Wichtigkeit zu. Partnerschaft, Sexualität, Kinder oder auch andere begleitende Themen sollten in solch einem Fall wie eben einer Erkrankung, egal welcher Art, sofern sie Einfluss auf das weitere Leben hat, besprochen werden. Nichts kann dabei so unwichtig sein, dass man es unter den Tisch fallen lässt. Ich wünsche allen, ein positives Denken und eine noch positivere Sicht auf die eigene Erkrankung, die damit verbundene Zukunft und die eigene Partnerschaft. Vor allem aber, wünsche ich euch noch möglichst viele positive Erlebnisse in Bezug auf eure persönliche Weiterentwicklung denn Ihr seid es wert!

Euer Mark

Danksagung

Ich möchte mich bei diesem Buchprojekt für die tolle Unterstützung von befreundeten Autoren bedanken, welche mit Rat und Tat zur Seite standen.

Des Weiteren auch ein großer Dank an die User meiner Selbsthilfegruppe „Chronisch krank und Spaß am Leben" welche mich bei einem Kapitel zahlreich mit Ihren Ideen unterstützt haben.

Zu guter Letzt geht mein Dank aber an meine Frau und meine beiden Kinder, welche sehr tolerant waren, wenn es ums Schreiben und die damit verbundene Zeit ging.

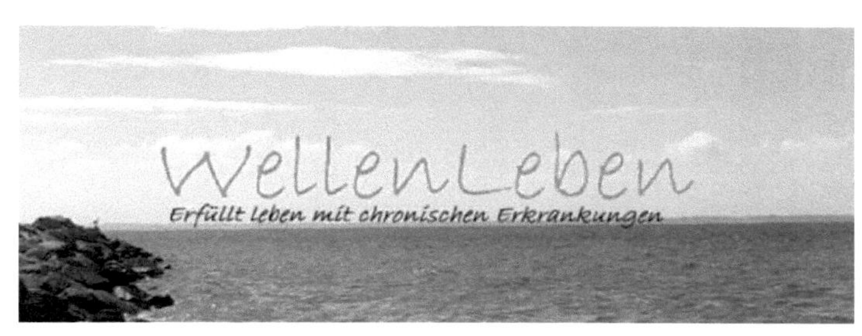

www.facebook.com/gedankenzums1

www.wellenleben.de

Inhaltsverzeichnis